CBD Öl : Dass CBD Handbuch für cannabidiol Anfänger, über die CBD Wahrheit der CBD Naturmedizin

Von Hannah Langenbrandt

Inhaltsverzeichnis

Vorwort

Die Zeiten der Kriminalisierung sind vorbei. Nach vielen Jahrzehnten rückt Cannabis nun endlich in den Fokus der Aufmerksamkeit von Medizinern auf der ganzen Welt.

In einer Zeit, da effektiver und nachhaltiger Umwelt- und Naturschutz immer dringlicher werden, erobert sich die Hanfpflanze ihren angestammten Platz zurück. Schon vor fast 3000 Jahren galt sie im alten China als eine der wichtigsten Bezugsquellen für Kleidung,

Schreibmaterial, Segeltücher, Seile und vieles
mehr.

Heute steht in erster Linie ihre Nutzbarkeit für
medizinische Zwecke in der Humanmedizin im
Mittelpunkt des internationalen Interesses. Dabei
wird ein wissenschaftliches Augenmerk auf den
Hanf-Wirkstoff Cannabidiol (kurz CBD) gelegt. Er
macht Cannabis als Nutzpflanze zu einem
ökologisch nachhaltigen Hilfsmittel bei vielen
Beschwerden und Krankheiten, an denen die
Menschen heute leiden.

So hilft CBD z. B. bei Rheuma, Asthma, Diabetes,
Allergien und sogar Krebs. Aber auch für

Schmerztherapien bei Migräne oder bei schweren Krankheiten wie Multiple Sklerose lässt sich CBD mit nachgewiesen positiven Effekte für unsere Gesundheit einsetzen.

Und Menschen, die keine Beschwerden haben und gesund sind, nutzen es auf eine andere Weise:

Durch seine einzigartige Wirkung auf den menschlichen Organismus CBD steigert unsere Leistungsfähigkeit im Alltag oder beim Sport. Zudem wirkt es gegen Stress und kann dadurch verhindern, dass wir überhaupt krank werden.

In den meisten Ländern Europas sind CBD Öle und andere Cannabis-Produkte, wie z. B. Salben, Pasten oder Liquide für E-Zigaretten, vollkommen legal, da der Wirkstoff CBD nicht als Rauschmittel vom Gesetzgeber eingestuft wird. Gedrängt von Medizinern überall auf der Welt ist man auch in den USA bereits dabei, die Rechtslage, die den Anbau von Cannabis reguliert, zu lockern und sich den Märkten zu öffnen.

Der Markt ist groß für diese vielseitige Natur-Arznei, die nachweislich fast keine Nebenwirkungen hat. Vor allem über das Internet lassen sich qualitativ hochwertige Produkte aus Europa und der ganzen Welt beziehen.

Hier lohnt sich aber das Vergleichen, denn nicht überall, wo CBD draufsteht, ist auch CBD drin. Es ist darum gut, sich vor dem Einkauf umfassend über CBD, seine Gewinnung, seine Wirkstoffe und deren Wirkung im menschlichen Organismus zu informieren.

Einleitung – Hanfpflanze

In einer Zeit, in der das Bewusstsein für Umwelt und Naturschutz immer lebenswichtiger wird, rücken Produkte der Hanfpflanze (lat. Cannabis) immer mehr in den Mittelpunkt des Interesses.

In den letzten Jahrzehnten hat es immer wieder heftige Debatten um das Für und Wider der Verwendung von Hanfpflanzen gegeben. Allen diesen Debatten hat offenbar eine irrtümliche Verwechslung zugrunde gelegen:

Der Inhaltsstoff THC (Delta-Tetrahydrocannabinol), der in Hanfpflanzen enthalten und der im Wesentlichen für bewusstseinsverändernde Rauschzustände verantwortlich ist, wurde fälschlich als "stellvertretend" für die Gesamtwirkung von Cannabis herangezogen.

In Wirklichkeit aber ist THC nur „einer" von bis zu 100 verschiedenen Inhaltsstoffen dieser uralten und in vielen Kulturen der Welt gebrauchten Zucht- und Kulturpflanze. Der zweite Stoff, dem seit einiger Zeit die besondere medizinische Aufmerksamkeit gilt, wird CBD genannt.

CBD steht für Cannabidiol. Dieser Cannabis-Inhaltsstoff ist etwas ganz Besonderes, denn er hat eine positive heilende Wirkung auf Psyche und Physis des Menschen. Er wirkt im Gegensatz zu THC nicht psychedelisch, d.h. berauschend, und wird aus diesem Grunde primär für die Herstellung medizinischer Produkte auf Hanfbasis verwendet.

In den letzten Jahren ist es fast jedem Menschen bewusst geworden, dass die Hanfpflanze zu den ältesten und vielseitig einsetzbarsten Kulturpflanzen der Erde gehört. Nachweislich ist es besonders die sogenannte "westliche Welt", in der der Gebrauch von Hanf kriminalisiert wurde. Vielleicht war das dafür ausschlaggebend, dass man sich näher mit der Gesamtheit der Cannabis-Wirkstoffe beschäftigte und entdeckte, dass CBD nicht psychoaktiv wirkt und für die medizinische Nutzung als Heil-Wirkstoff verwendet werden kann.

Hanf ist heute wieder ein lebenswichtiger Lieferant für Nahrung, Medizin und Textilien. Man hat herausgefunden, dass bereits vor 10.000 Jahren Menschen wussten, wie sie die Hanfpflanze zur Herstellung von Kleidung, Schreibmaterial, Segeltüchern und Seilen erfolgreich einsetzen konnten. In China z. B. Stellte man schon etwa um 2.800 v. Chr. Seile und auch Papier aus Hanffasern her. Man weiß heute, dass der berühmte Maler Rembrandt seine ersten Gemälde auf Hanfpapier anfertigte. Und schon Gutenberg wusste, dass Hanf für medizinische Zwecke, insbesondere als Arznei gegen Bluthochdruck-Erkrankungen, gebraucht werden kann.

Im Bereich der Seefahrt wurden Seile, Flaggen und sogar Uniformen für Seeleute aus der Hanfpflanze produziert. Hanf wurde überall und für viele Dinge des alltäglichen Lebens verwendet.

Erst wegen einer Kontinentalsperre, die von Napoleon veranlasst wurde, begann man in Europa damit, Hanf durch Baumwolle zu ersetzen. Der industriellen Baumwollspinnerei im 19. Jahrhundert folgte die Entdeckung synthetischer Fasern im 20. Jahrhundert. Fast zeitgleich verbot man Hanf, was speziell der Produktion von Marihuana geschuldet war.

Dabei verurteilte man die Hanfpflanze bzw. Cannabis pauschal und nahm keine Rücksicht darauf, ob es sich bei den Produkten um reinen Nutzhanf ohne das psychoaktive THC oder um Drogenhanf handelte.

Erst in den 90er Jahren entschied man sich, die Gesetze zu lockern und die Zucht und den Anbau von reinem Nutzhanf zu ermöglichen.

CBD und die Gesetzeslage

Hanf kam eine lange Wegstrecke, bis er schließlich wieder positiv in das Bewusstsein von Mensch und Gesellschaft rückte.

In Deutschland sind mittlerweile etwa 50 Sorten Hanf zugelassen. Sie können angebaut und industriell verarbeitet werden. Allerdings ist es die von der Bundesanstalt für Landwirtschaft und Ernährung im Jahre 2004 gesetzlich festgelegte Regel, dass der psychedelisch wirkenden Stoff THC nur zu maximal 0,2 % anteilig im Produkt enthalten sein darf. Anderenfalls ist eine medizinische Nutzung nicht mehr empfehlenswert.

Natürlich darf auf der THC-Anteil in den gezüchteten Hanfpflanzen selbst diesen Richtwert nicht überschreiten. Jedes Saatgut, das angebaut wird, muss darum immer zertifiziert sein. Nur dann kann es legal angebaut werden.

Abgesehen von diesen Regeln für Zucht und Anbau unterliegt CBD als Inhaltsstoff der Hanfpflanze nach dem deutschen Betäubungsmittelgesetz keiner Kontrolle oder Regulierung durch den Gesetzgeber.

Im Europa des Jahres 2018 ist CBD mit wenigen Ausnahmen legal. Hier einige Beispiele:

In Frankreich ist der Umgang mit CBD genauso geregelt wie in Deutschland. Auch dort wird allerdings der Anteil des psychoaktiven THC in Hanfprodukten gesetzlich streng geregelt. Auch nur minimale Spuren von THC in Produkten sind verboten.

Obwohl die Niederlande traditionell als "tolerant" gegenüber Rauschmitteln gelten, ist THC auch dort illegal. Obwohl in verkäuflichen Hanfprodukten nicht erlaubt, gehen die niederländischen Behörden Cannabis-Besitz in sogenannten "Cafés" nicht weiter nach. Maximal 5 Gramm sind erlaubt.

Hanfsamen und CBD werden von der niederländischen Betäubungsmittelgesetzgebung nicht explizit erwähnt.

In Großbritannien ist CBD ebenfalls keiner gesetzlichen Kontrolle oder Regulierung unterworfen. Das gilt allerdings nur für den Fall, dass CBD-Produkte nur als sogenannte "Nahrungsmittelergänzungsstoffe" ohne medizinische Ansprüche verkauft werden. Die britische Regulierungsbehörde für Arzneimittel und Gesundheitsprodukte hat sich wie folgt zu Produkten geäußert, die Cannabidiol enthalten:

"Wenn die Produkte Gegenstand medizinischer Ansprüche sind, müssen diese Produkte vor dem Verkauf von CBD mit einer Genehmigung für in das Inverkehrbringen versehen sein."

Da aber die MHRA nicht ausdrücklich erwähnt, dass für CBD als Nahrungsmittelergänzungsmittel ebenfalls eine derartige Genehmigung benötigt wird, ist der Verkauf von CBD für diesen angegebenen Zweck legal.

Italien war in den 40er Jahren der zweitgrößte Produzent von Industrie-Hanf und lag damit nur knapp hinter der damaligen Sowjetunion. Im Jahre 2017 wurden in Italien Bestimmungen zur "Förderung des Anbaus von Industriehanf" erlassen. Danach darf Hanf industriell angebaut werden, wenn der THC-Anteil bei 0,6 % oder weniger liegt.

In der Schweiz ist das im Jahre 1951 erlassene Bundesgesetz zu "Suchtstoffen und psychotropen Substanzen" immer noch in Kraft. Der Gebrauch von Hanfpflanzen mit einem durchschnittlichen THC-Anteil von 1,0 % oder weniger ist demnach erlaubt. In der Schweiz gibt es aber keine ausdrückliche Bestimmung gegen die Verwendung von CBD.

Das österreichische Betäubungsmittelgesetz sieht nur ein Verbot für psychedelisch wirkendes Cannabis, als THC, vor. CBD ist legal.

In Belgien ist der Gebrauch von Hanfpflanzen auf

einen Konsum von 3 Gramm oder weniger beschränkt. Cannabis für den medizinisch-therapeutischen Einsatz ist nach wie vor nicht erlaubt. CBD ist in Belgien als illegal.

Das bulgarische Gesetz zur Kontrolle von Suchtstoffen und sogenannten "Drogenausgangsstoffen" gibt bestimmte Einschränkungen für die Anwendungsweise von Hanf vor. CBD ist aber erlaubt.

Außer z. B. in Kroatien, wo Hanf in jeder Form legal ist (auch privater Anbau), gelten z. B. in der Tschechischen Republik und in Zypern ähnliche Beschränkungen auf den THC-Anteil.

In Dänemark dagegen ist der Gebrauch von Hanfpflanzen auf medizinische und wissenschaftliche Zwecke beschränkt. Der aktuell geltenden Rechtslage zufolge muss man für jegliche Nutzung von Cannabis, und auch für CBD ein ärztliches Rezept vorlegen.

In Estland und Finnland sind Psychopharmaka jeglicher Art illegal. CBD ist in beiden Ländern ausgenommen, weil es bekanntlich nicht psychoaktiv wirkt.

Für andere Länder wie Griechenland, Ungarn und Irland gilt, was auch der Tschechischen Republik und Zypern gilt. Der THC-Anteil in den Hanfprodukten darf 0,2 % nicht überschreiten.

Viele CBD-Produkte, die in Europa verkauft werden, stammen aus den USA. Es ist daher von besonderer Bedeutung, wie Hanfprodukte in geltenden US-Gesetzen behandelt werden.

Es ist demnach legal, überall in den USA CBD zu anzubieten, solange der THC-Gehalt weniger als 0,3 % enthält. Das entspricht in etwa der Vorgaben in Europa. Doch ganz so einfach, wie man auf den ersten Blick denken mag, ist es dann doch nicht. So verbietet das Bundesgesetz US-Bauern den Anbau von Hanf als kommerziell genutzte Kulturpflanze. Der Verkauf von Hanfprodukten, die in die USA importiert werden, ist dagegen erlaubt.

Voraussetzung aber auch hier, dass der THC-Anteil niedrig ist. Zudem dürfen die erzeugten Produkte nicht aus den Blättern und Blüten der Hanfpflanze, sondern nur aus dem Saatgut oder dem Hanfstengel produziert werden. CBD kann zwar aus Blüten und Blättern gewonnen werden, aber nur in sehr geringen Mengen aus Hanfstengeln.

Eine Gesetzesänderung allerdings soll nun Abhilfe schaffen und den Anbau von Hanfpflanzen in den USA „lockerer" regeln. Doch ist trotz einer Legalisierung des Anbaus von Hanf die weitere Vorgehensweise der Betäubungsmittel-Aufsichtsbehörde (DEA) noch unklar. Das bedeutet: Auch wenn diese Gesetzesänderung das Interesse an CBD allgemein erhöht, bleibt das aus Cannabis gewonnene CBD insgesamt illegal.

Rechtlich aber könnte die Legalisierung des Hanf-Anbaus auch zu einer Legalisierung von CBD führen. Solange ein CBD-Produkt in den USA für den "menschlichen Konsum" bestimmt sei, bliebe es nach gesetzlicher Definition eine Droge, so die DEA.

In welchen Formen kann man CBD kaufen?

Das Naturheilmittel CBD ist in unterschiedlichen Formen und Ausführungen erhältlich. Die Hauptunterschiede entfallen dabei auf

a) Konzentration

b) Qualität

Hier eine Auswahl verkäuflicher Formen von CBD:

- CBD als Öl

Die bekannteste und am meisten verbreitete Form von CBD ist Öl/sind Tropfen in Fläschchen. Dabei müssen sie besonders auf den Anteil an „wirklichem" CBD im Produkt achten. Denn es gibt auch CBD-Produkte, die das weitaus wirkungsschwächere CBDA (CBD-Säure) enthalten. Wie lange man ein Fläschchen verwenden kann, hängt natürlich von der Dosierung ab. Es gibt viele Varianten von CBD Öl, z. B. Tropfen mit 3% Cannabidiol, mit 5%, 10%, 15% und sogar sehr hochdosiert mit 25%.

Es ist wichtig zu beachten, ob nur da industriell extrahierte CBD oder die gesamte Wirkstoff- bzw. Terpenpalette im Öl enthalten geblieben ist. Die natürlichen Terpene wirken sich positiv auf die Gesamtwirkung des CBD-Produkts aus. Aber Vorsicht! Nicht jedes CBD Öl enthält auch tatsächlich die Menge, die auf der Verpackung angegeben wird. Die US Food and Drug Administration (FDA) testete zwischen 2015 und 2016 eine große Menge an CBD Ölen und fand heraus, dass es einige Produkte auf dem Markt gibt, die gar kein CBD oder aber zu wenig davon enthalten.

- CBD in Kapseln

Neben der flüssigen Variante gibt es auch Öl in Kapseln. Der Vorteil liegt klar auf der Hand: Sie können Kapseln angenehm einnehmen. Außerdem müssen sie das Öl nicht schmecken, wenn sie Probleme damit haben. Es gibt aber einen Grund, von Kapseln abzuraten. Der Inhalt wird erst nach Auflösung der Kapsel im Magen freigesetzt, wo er von der Magensäure angegriffen wird. Öl können sie dagegen eine Weile im Mund behalten, damit das CBD über die Mundschleimhaut aufgenommen werden kann.

- CBD Liquid

Diese Form ist zwar auch flüssig wie Öl, wird aber z. B. Für E-Zigaretten eingesetzt und ist preislich günstiger als Tropfen in Fläschchen. Beachten sollten sie, dass die Wirkung des CBD wegen der speziellen Einnahmeform nicht sofort, sondern erst nach einer Weile einsetzt. Tropfen z. B. haben allerdings den Vorteil gegenüber CBD Liquid, dass sie genauer dosiert werden können.

- CBD Kristalle

Cannabidiol in kristalliner Form ist vielseitig einsetzbar, denn Kristalle können unterschiedlich in Produkten verarbeitet werden. So kann man sie:

a) direkt einnehmen

b) als Liquid verwenden

c) als Öl verarbeitenden

d) als Lösung verarbeitenden

e) als Kosmetik einsetzen

Da man Kristalle direkt auf der Zunge platzieren kann, wirken sie besonders schnell und stark. Auch bestehen CBD-Kristalle im Gegensatz zu Öl fast ausschließlich aus Cannabidiol. Das allerdings setzt voraus, dass sie bei der Dosierung vorsichtig sind und an die optimale Menge herantasten sollten.

- CBD als Salbe, Creme oder Paste

CBD sollte in dieser Form verwendet werden, wenn es sich um oberflächliche Erkrankungen und Gesundheitsprobleme handelt. Es gibt Salben, Cremes und Pasten in unterschiedlichen Konzentrationen. Der Vorteil ist, dass sie sie z. B. im Falle von Akne, Pickel, spröder Haut oder Ausschlägen gut über die Haut verteilen können. Zudem kann Cannabidiol in Form von Salben, etc. die Erneuerung der Zellen und den Feuchtigkeitshaushalt der Haut günstig beeinflussen. Aber auch ihr Immunsystem wird aktiviert.

- CBD Kosmetik

CBD kann aber auch im Bereich der Kosmetik eingesetzt werden. Aufgrund seiner regenerierenden und entzündungshemmenden Wirkungsweise können sie es auch für ihre tägliche Haut- und Körperpflege verwenden. Das Spektrum ist weit gefächert: Es gibt CBD als Handcremes, als Gels und sogar als Gesundheitsbäder.

- Wo kann man CBD kaufen?

Natürlich ist heute das Internet eine der Hauptbezugsquellen für CBD, wenn nicht sogar die größte. Dort stoßen sie auf zahlreiche CBD-Hersteller aus verschiedenen Ländern. Doch eines sollten sie vorab wissen: Aktuelle Studien belegen, dass etwa 70% aller online verkauften CBD-Produkte unzureichend oder sogar fehlerhaft gekennzeichnet sind. Mit anderen Worten:

Sie gehen das Risiko ein, ein falsches Produkt zu erwerben. Besonders, wenn es um ihre Gesundheit geht, sollten sie darum beim Kauf Vorsicht walten lassen. Sie sollten sich vor ihrem Kauf unbedingt darüber informieren, ob das Produkt ihrer Wahl einer Qualitätskontrolle unterzogen wurde. Natürlich sind auch Reinheit und Qualität des CBD sehr wichtig. Sie dürfen CBD-Hersteller natürlich nach Laborergebnissen fragen, wenn sie unsicher sind, ob ein Produkt für sie in Frage kommt oder nicht.

Wichtig ist immer der CBD-Gehalt. Man hat leider herausgefunden, dass es auch CBD-Produkte auf dem Markt gibt, die gar mein CBD enthalten. Sie sollten auch daran denken, die Herkunft eines Produktes zu überprüfen. Einige Produzenten nehmen ihre Extraktionen nämlich aus gewöhnlichen Hanfpflanzen vor, während andere den Nutzhanf verwenden. Dann ist es natürlich wichtig, ob der verarbeitete Hanf aus biologischem Anbau stammt.

Es gibt auch Produkte, für die gentechnisch
verändertes Cannabis verwendet wird. Die
Hanfpflanzen sollten also biologisch rein, ohne
Pestizide oder andere toxische Stoffe angebaut
worden sein.

Schließlich sollten sie sich auch darüber
informieren, welches Herstellungsverfahren
genutzt wurde. CBD kann man auf verschiedene
Weise aus der Cannabis-Pflanze extrahieren, z. B.
mit CO_2, Propan, Hexan, Butan oder Alkohol.

Außer dem Online-Handel können sie CBD
natürlich auch aus der Apotheke beziehen. Wenn
sie das vorhaben, sollten sie wissen, dass CBD in

Apotheken normalerweise gar nicht erhältlich ist. Sie müssten es also zuvor bestellen.

Außerdem müssen sie beim Einkauf in der Apotheke mit weitaus höheren Endpreisen für die CBD-Produkte rechnen. Sonderangebote wird es dort nicht geben.

- Was kostet CBD?

Wie auch bei anderen Produkten, bedeutet ein hoher Preis nicht unbedingt gleich hohe Qualität. Es gibt Produkte, mit denen die Hersteller Traum-Margen erzielen, die aber bei genauerem Hinsehen keine Traum-Wirkung erzielen. Oft sind in teuren CBD-Produkten nur sehr geringe Mengen CBD enthalten.

Ein Vergleich als Beispiel: Ein Mann benötigt mindestens 166 mg CBD, um einschlafen zu können. Das bedeutet: Um 1x einschlafen zu können, müsste er das entsprechende

CBD-Liquid-Produkt von Sensi Seeds 3x kaufen und dabei 30 ml weg dampfen. Das würde umgerechnet 45 € pro Tag kosten. Ein sehr hoher Preis.

Demgegenüber ist dieselbe Produktform von Harmony kostengünstiger. Die 50 mg-CBD-Variante kostet bei Amazon am 19.08.2018 inklusive Erdbeergeschmack nur 8.99 €. Das CBD-Liquid Produkt von Harmony mit einer Füllmenge von 100 mg CBD kostet nur 9,90 €, ist also auf das CBD umgerechnet etwa 2,5x kostengünstiger als das Produkt von Sensi Seeds.

Ein gutes CBD-Liquid-Produkt bekommt man in Deutschland übrigens bei der Firma Limucan. Es kostet mit 250 mg CBD nur 29,90 €. Damit liegt man etwa im Preisbereich der CBD-Produkte von Harmony.

Vergleicht man Wirkstoffgehalt und Preis stellt man schnell fest, dass auch andere Formen von CBD teuer sind. Ein Beispiel sind die 5 CBD-Vaginalzäpfchen von Hanfpassion. Sie kosten mit einem CBD-Gehalt von nur 50 mg 39,90 €. Damit kostet ein Zäpfchen 7,98 €. Wenn sie bedenken, dass die Firma Hanfpassion selbst nur etwa 20 Cent für das CBD zahlt, dass in einem solchen Zäpfchen enthalten ist, stellen sie fest, welcher Preiswucher mittlerweile oft mit

CBD-Produkten getrieben wird.

Ein anderes Beispiel ist eine CBD-Salbe von derselben Firma. Sie kostet mit einem CBD-Gehalt von ebenfalls nur 100 mg ganze 49,90 €. Wohlgemerkt wir sprechen hier immer von Milligramm-Werten. Auf den Wirkstoff überrechnet, ist die Salbe 5 x teurer als z. B. Das CBD-E-Liquid-Produkt von Harmony.

CBD Öle dagegen weisen oft ein faireres Preis-Leistungs-Verhältnis auf. Ein Beispiel ist das CBD Öl von Hanfpassion. Sie zahlen 109 € für 1.000 mg CBD. Zwar ist der Preis auch hoch, doch das CBD Öl von Hanfpassion ist ein Full Spectrum-Produkt und enthält im Gegensatz zu vielen anderen Marken auch die Cannabinoide CBN, CBDA und CBG und Terpene.

Wer nicht z. B. Bei Amazon oder Ebay kaufen möchte, kann sich in der Drogeriemarktkette DM umschauen. Dort gibt es z. B. CBD Öl von Limucan. Für 64,90 € bekommen sie ganze 1.000 mg CBD.

Wenn man ein Fazit ziehen möchte, könnte man sagen, dass CBD Öle in der Regel die besten Produkte sind, was das Preis-Leistungs-Verhältnis betrifft. Öle verfügen meistens aber auch über hohe Wirkstoffkonzentrationen und bieten den Full Spectrum Vorteil. Dadurch kommt eine ganze Breite von Inhaltsstoffen zur Wirkung.

CBD E-Liquid-Produkte für E-Zigaretten sind vergleichsweise teurer und enthalten dazu noch weitaus geringere Mengen an CBD.

Andere Produktformen, wie z. B. Vaginalzäpfchen oder auch Cremes oder Salben, enthalten auf den Euro überrechnet nicht selten fast gar kein CBD mehr. Manche E-Liquid-Produkte kommen auf nur 2,0 mg CBD pro Euro. Das ist therapeutisch nahezu wirkungslos. CBD Öle sind also bis zu 10 x kostengünstiger.

Was sie über CBD wissen sollten

Wegen der allgemeinen Kriminalisierung von Cannabis in der Gesellschaft ist es umso wichtiger einen genauen Blick auf die Inhaltsstoffe der Hanfpflanze zu werfen: Der schon vielfach genannte Wirkstoff „Cannabidiol" (CBD) ist für den medizinisch-therapeutischen Gebrauch am Wichtigsten.

Doch für die rundum positive medizinische Wirkung eines CBD-Produktes ist nicht nur CBD allein zuständig. Folgende weitere Stoffe sind in CBD-Produkten enthalten:

- essentielle Fettsäuren, z. B. ungesättigte Omega-3-Fettsäuren und Omega-6-Fettsäuren (gegen Rheuma, Akne, Schlaganfall)
- Gamma-Linolensäure (gegen Hautprobleme und Entzündungen)
- Chlorophyll (für die Zellatmung)
- Vitamine B1, B2 und E
- Kalium

- Kalzium

- Eisen

- Kupfer

- Magnesium

- Phosphor

- Natrium

- Zink

- Mangan

- Carotinoide und andere Antioxidantien (wichtig für das Immun- und Herz-Kreislaufsystem)

Außerdem sind folgende Cannabinoide enthalten:

- CBC (schmerzlindernd, entzündungshemmend)

- CBD (besonders bei chronischen Schmerzen lindernd)
- CBDA (wirkt z. B. gegen Übelkeit)
- CBN (Angst lösend)
- CBG (antibakteriell)

Cannabis ist „nicht gleich" Haschisch oder Marihuana. An den Drüsenhaaren der Hanfblüten findet sich jenes Harz der Pflanze, das für seine hohe Konzentration von THC bekannt geworden ist.

Während THC (Tetrahydrocannabidiol) unbestrittenermaßen für psychedelische Effekte bekannt ist, dreht sich bei heutigen Hanfprodukten für Medizin, Therapie und Kosmetik im Wesentlichen alles um CBD und andere positiv wirkende Cannabinoide.

Biologisch betrachtet entsteht das THC in der Pflanze auf dem gleichen Weg wie das CBD. Erst im letzten Schritt kommt es zu einer Aufspaltung des Syntheseweges. Dadurch werden die THC-CBD-Anteile in der Pflanze „antiproportional".

Durch den erhöhten THC-Gehalt ist in manchen bekannten THC-reichen Sorten praktisch kein CBD mehr enthalten. Andererseits befindet sich CBD dagegen in den meisten THC-armen Nutzhanf-Pflanzen, die in der Regel für medizinische Zwecke gezüchtet und angebaut werden. Man hat herausgefunden, dass THC auf die Rezeptoren im Gehirn wirkt.

Das wiederum bewirkt eine Modulation der Ausschüttung von Neurotransmittern mit psychedelischen Folgen für das gesamte Nervensystem. Das bedeutet, das z. B. synaptische Signalübertragungen stark beeinflusst werden. Der Effekt davon ist eine veränderte Umwelt-Wahrnehmung.

Der Konsument wird zudem euphorisch und sehr kommunikativ. Auch Gefühlswahrnehmungen werden übersteigert.

Die ganze medizinische Aufmerksamkeit gilt darum dem CBD in der Hanfpflanze.

Die drei Buchstaben CBD stehen für „Cannabidiol". CBD ist wegen seiner heilenden Wirkung auf Körper und Geist ein ganz besonderer Inhaltsstoff, der in keinerlei Weise berauschend oder psychoaktiv wirkt.

In unserem Nervensystem existiert ein endogenes Cannabinoid-System, das sogenannte „Endocannabinoid-System". Auf dessen Zelloberfläche befinden sich „Andockstellen" für die Aufnahme von Hanf-Inhaltsstoffen.

Dieses System besteht in der Hauptsache aus den drei Rezeptoren CB1, CB2 und CB3. Diese sind für die Ausschüttung und den Transport lebenswichtiger Botenstoffe im Körper zuständig.

Den CB1-Rezeptor findet man primär im Gehirn und Rückenmark. Er ist für die Vernetzung unseres Nervensystems (z. B. im Darmtrakt) und die Regulierung unseres Schmerzempfindens verantwortlich. Es werden ihm aber noch andere Funktionen zugewiesen, so übernimmt er z. B. das Suchtverhalten und Verdrängen negativer Erfahrungen und Erinnerungen.

Der CB2-Rezeptor ist primär für die Steuerung unseres Immunsystems, sowie für Knochenaufbau und Knochenabbau zuständig.

Der CB3-Rezeptor, der erst Ende der 90er Jahre entdeckt wurde, kann ebenfalls an verschiedene Cannabinoide „andocken". Dennoch ist gibt es einen Unterschied zu den anderen Rezeptoren, mit denen er nur sehr wenig Ähnlichkeit aufweist. Darum wird CBD von diesem Rezeptor „nicht" aufgenommen. Andererseits kann CBD diesen Rezeptor aber blockieren.

Wenn es um den medizinischen Anwendungsbereich von CBD geht, ist jedoch weniger der jeweilige Rezeptor als mehr seine Fähigkeit zur Signalübertragung im Körper von entscheidender Bedeutung.

Diese Teile unseres Nervensystems dienen dem CBD-Wirkstoff also als „Landeplatz". Von dort aus kann dieser Hanf-Inhaltsstoff seine ganze heilende Wirkung im Körper entfalten. Leider entfaltet auch das umstrittene THC seine Wirkung von diesem Ort aus und lässt uns nach seinem Konsum psychedelische Rauschzustände erfahren.

THC und CBD sind sogenannte „Antagonisten", d.h. sie wirken entgegengesetzt. Im Gegensatz zum psychoaktiven THC wirkt CBD hemmend und blockierend. Der Konsument wird nicht „high".

CBD als vielseitige Arznei

CBD kann sehr gut und wirkungsvoll gegen eine
Reihe von Krankheiten und Beschwerden
eingesetzt werden. Man hat überall gute Erfolge
nachweisen können

Cannabinoide, aber auch Flavonoide und Terpene,
sind körperähnliche chemische Stoffe und wirken
daher gut auf das menschliche
Endocannabinoid-System ein. Die entscheidenden
Rezeptoren, die zum Einsatz kommen, befinden
sich dafür hauptsächlich im Gehirn.

Da CBD auf den sogenannten Vanilloid-Rezeptor (Schmerz-Rezeptor VR1) einwirkt, kann es grundsätzlich und vielseitig gegen Schmerzen verwendet werden. Aufgrund seiner entzündungshemmenden Wirkung im Organismus ist CBD eine ideale Arznei gegen Asthma und Rheuma, aber auch gegen chronisch-entzündliche Darm- und Autoimmunerkrankungen.

- CBD gegen Asthma

Im Falle von Asthma kann CBD eine entscheidende Rolle bei der Linderung der Muskelspastik spielen. Bronchialkrämpfe sind solche Bronchospasmen, d.h. plötzlich Kontraktionen der Lungenmuskulatur. Diese Verengungen führen zu Atemproblemen. CBD nun wurde von der Medizin als potenzieller Bronchodilatator entdeckt. Das bedeutet, dass dieser Hanf-Wirkstoff den Spannungszustand der Bronchialmuskulatur verringert und damit das Asthma lindern hilft. Man konnte herausfinden, dass die Rezeptoren CB1 und CB2 zu finden sind, die unter anderem die Lunge schützen. Die

Aktivierung des CB1-Rezeptors führt zu dem erwünschten bronchodilatativen Effekt. Der Körper entspannt sich und die Atmung verbessert sich

- CBD gegen Rheuma

Bei Rheuma wirkt es schmerzstillend und wird empfohlen, CBD als Unterstützung zur konventionellen Schmerztherapie einzusetzen. Da es bei der regelmäßigen Einnahme von handelsüblichen Rheuma-Medikamenten häufig zu unerwünschten Problemen mit dem Blutdruck, der Leber und den Nieren kommt, kann der CBD-Wirkstoff diese negativen Nebenwirkungen erfolgreich angehen.

Insbesondere durch die Kombination von

Cannabidiol und Weihrauch-Extrakt kann die Wirkungsweise erhöht werden und eine Verbesserung des Bewegungsapparates erzielt werden.

Es ist bekannt, dass bestimmte Krankheiten auch psychische Beschwerden mit sich bringen. Wie medizinische Ergebnisse immer wieder gezeigt haben, wirkt CBD am sogenannten 5-HT1A-Rezeptor und ist darum in der Lage, auch Angstzustände abschwächen.

Es wirkt antidepressiv. Aber es wirkt auch am G-Protein-gekoppelten Rezeptor GPR55 antagonistisch und direkt am μ und δ-Opioid

Rezeptor. So hilft CBD bei Übelkeit und weist sogenannte „neuroprotektive" und antibakterielle Eigenschaften auf. Zudem hemmt es die Anhäufung von Prionproteinen wie z. B. beim für den Menschen lebensgefährlichen Rinderwahnsinn (BSE).

Es gibt neben der medizinischen Wirkung von CBD, aber noch einen anderen Vorteil:

Die betroffenen Patienten müssen bei einer Behandlung mit CBD nicht wie so häufig dauerhaft chemische Medikamente oder synthetische Psychopharmaka einnehmen, sondern werden mit einer natürlichen Arznei versorgt.

Aufgrund des entkrampfenden Effekts von CBD wird es für Spastiken bei Multiple Sklerose genutzt. CBD kann auch bei Dystonien (Bewegungsstörungen), wie z.B. bei der Parkinson-Krankheit, Epilepsie oder aber dem Angelman-Syndrom, hilfreich eingesetzt werden.

Als unterstützende Maßnahme wird die Einnahme von ausgewählten Mikronährstoffen empfohlen. Den Vorgaben der orthomolekularen Medizin folgend wird auf eine Supplementierung der Mikronährstoffe CoQ10, Vitamin B12 und Vitamin D3 gesetzt. Dadurch ergibt sich ein ganzheitlicher Heilungsansatz, von dem die Patienten profitieren können.

- CBD gegen Diabetes

Medizinischen Studien zufolge ist es möglich, mit der Einnahme von CBD den Beginn von Diabetes zu verzögern. Es kann aber auch das Auftreten von Diabetes reduzieren. Der Grund ist seine nachgewiesene Anti-Autoimmun-Fähigkeit.

Typ-1-Diabetes wird durch körpereigene Antikörper verursacht. Diese greifen insulinproduzierende Beta-Zellen an. CBD nun kann die Zerstörung dieser lebenswichtigen Zellen verhindern.

Dadurch wird der normale Stoffwechsel im Körper aufrechterhalten und die sogenannte „Glukosetoleranz" verbessert. Außerdem wird die lebensgefährliche Entzündung der Bauchspeicheldrüse reduziert. CBD Öle sind zudem in der Lage, den Wert von oxidativem Öl in den Nieren zu regulieren.

CBD hilft aber auch beim Kampf gegen Typ-2-Diabetes.

Wenn das Insulin, das von der Bauchspeicheldrüse hergestellt wird, nicht mehr für den Stoffwechsel ausreicht, verstärken die Rezeptoren in den

Pankreaszellen die Aktivierung und Ausschüttung des CB1-Rezeptors. Das erhöht die Insulinproduktion. Chronische Entzündungen gelten als Hauptursache für Entstehung einer Insulinresistenz, d.h. Typ-2-Diabetes.

In einem solchen Falle kann die entzündungshemmende Wirkung von CBD hilfreich sein. Es wirkt sich förderlich auf die Regulierung des Blutzuckers im Körper aus, was wieder zu einer Senkung der Insulinresistenz führen kann.

Man geht heute davon aus, dass CBD als antagonistischer Wirkstoff des CB1-Rezeptors bei

Stoffwechselstörungen wie Typ-2-Diabetes positive Wirkungen auf die Gesundheit hat. CBD Öl kann die Metabolisierungsrate erhöhen und auch einer durch Diabetes geförderten Fettleibigkeit effektiv entgegenwirken.

- CBD gegen Allergien

Da CBD das Immunsystem reguliert, wirkt es auch gut gegen Allergien. Dabei verhindert es eine übliche Überstimulation des körpereigenen Abwehrsystems. Der Hauptübeltäter bei Allergien ist Histamin identifiziert worden.

Mithilfe von CBD kann man histaminergenen Prozesse wirkungsvoll entgegentreten. CBD ist pflanzlich und verringert somit den Bedarf an synthetisch hergestellten Antihistaminika.

Unabhängig davon, ob das biogene Amin vermehrt

endogen ist oder von außen in den Körper gelangt, die negative Histaminwirkung kann durch die Zufuhr von orthomolekularen Stoffen, d.h. z. B. CBD, abgeschwächt werden. Zumindest ist es möglich, mit CBD anti-allergische Therapien zu unterstützen.

Äußern sich Allergien auf der Haut oder in der Lunge, kann CBD eine erfolgreiche Komplementär-Option zu herkömmlichen Behandlungsmethoden sein.

- CBD gegen Krebs

Durch die CBD-Einnahme in Form von Ölen oder anders kann man aber auch der Krebsentstehung aktiv entgegenwirken.

In einer schwedischen Studie von 2006 wurde die positive Wirkung von Cannabinoiden in Fällen von Brustkrebs nachweislich bestätigt. Die Ausbreitung dieser Krebszellen wurde durch die Wirkung der Cannabinoide eingedämmt. Auch das Wachstum von Blutkrebszellen selbst kann mit Cannabinoiden reduziert werden.

Im Jahre 2017 wies man in einer anderen Studie nach, dass es bei der Strahlentherapie eines Hirntumors zu einer positiven Wirkung von CBD gekommen war. Auch in diesem Falle wurden die Krebszellen geschwächt.

- CBD für Sportler

CBD Öle eignen sich aber natürlich nicht nur gegen Krankheiten und für Schmerztherapien, wie z. B. bei Rheuma. Ihre natürlichen positiven Eigenschaften sind auch den Menschen dienlich, die sich sportlich betätigen.

Werden Cannabidiole vor dem Sport eingenommen, aktiviert man damit die Rezeptoren im Körper. Eine grundlegende Leistungssteigerung ist die positive Folge.

Aber auch die Regenerationsphase nach sportlichen Aktivitäten wird durch die Einnahme von CBD deutlich verkürzt. Man erholt sich schneller und zwar auf eine „natürliche" Art und Weise, ohne chemische Stoffe aufnehmen zu müssen. Zudem hilft CBD dabei, ihren Stresspegel zu senken.

Man ist nicht nur „ruhiger", man erhöht dadurch auch die mentale Leistungsfähigkeit. Das ist besonders positiv zu bewerten, wenn es um Sport vor der Arbeit geht, wie z. B. einem Jogging-Lauf durch den Park. Sie sind nicht so erschöpft, regenerieren sich schneller und besser und sind fit für den restlichen Tag.

Gleichzeitig verringern sie das Risiko, sich zu überanstrengen und sich gegebenenfalls auch zu verletzen.

Darum ist CBD bei Sportlern sehr beliebt.

Natürlich kommen bei akuten Sportverletzungen, wie z. B. Blutergüssen, seine nachgewiesenen schmerzlindernden Eigenschaften zum Tragen. Sie sind ihnen aber auch bei hartnäckigen, älteren Verletzungen behilflich.

Ebenfalls vermeiden lassen sich durch die

Einnahme von CBD störende Muskelkrämpfe, die oft durch sportliche Überanstrengung auftreten.

CBD-Produkte werden aber nicht nur bei privaten Sportaktivitäten, sondern auch im Bereich des Spitzensports verwendet. Zusammen mit den leistungsoptimierenden Mikronährstoffen CoQ10 und Magnesium bietet CBD eine optimale Unterstützung für ihren Körper.

Nach kontrovers geführten Debatten darüber, inwieweit Cannabidiol für den Sport zugelassen werden sollte, hat die Anti-Doping-Agency (WADA) CBD von der Liste der verbotenen Substanzen genommen.

Vorbeugen mit CBD

Es sollte nicht mehr verwundern, dass der Hanfwirkstoff CBD auch für gesunde Menschen profitabel sein kann. So kann man CBD „präventiv" einnehmen, um Krankheiten vorzubeugen. Das gilt bereits für normale Kopfschmerzen, von denen sie bei täglichem Dauerstress geplagt werden.

Der Organismus ist darauf programmiert, auf äußere Reize aus seiner Umwelt zu reagieren. So wurde festgestellt, dass die meisten modernen Krankheiten durch Reaktionen unseres eigenen

Körpers entstehen. Allergien sind da an erster Stelle zu nennen, aber auch Migräneattacken, Asthma-Anfälle,

Epilepsie oder Hautkrankheiten. Alle diese Beschwerden oder Krankheiten entstehen sehr häufig durch eine Überreaktion unseres eigenen Körpers.

CBD hilft unserem Körper dabei, sich zu entspannen. Viele Menschen leiden heutzutage wegen des Alltagsstresses unter schlechtem Schlaf, können also nachts nicht abschalten, den Körper herunterfahren. Die notwendige Erholung bleibt aus. Was oft folgt, sind Krankheiten.

Zwar kann man durch die Einnahme von CBD keine echte Migräneattacke verhindern, kann aber dafür sorgen, dass diese Migräne ursächlich gelindert wird.

Grundsätzlich wirkt CBD protektiv auf unseren gesamten Körper, auf das Nerven- und Immunsystem.

Wird eines der beiden Systeme durch mangelnde Erholung in Mitleidenschaft gezogen, können z. B. Magengeschwüre die Folge sein. Stress, der nicht abgebaut werden kann, äußert sich z. B. auch in allergischen Reaktionen auf bestimmte Produkte.

Wer also CBD einnimmt, kann die positiven Effekte dieses natürlichen Wirkstoffs spüren, auch wenn er eigentlich gesund ist.

CBD für die Schmerztherapie

Wie Studien zeigen, eignet sich CBD besonders gut für die Schmerztherapie bei Rheuma-Patienten. Grundsätzlich hat sich der Einsatz von CBD bei entzündungsbedingten und krampfartigen Schmerzen bewährt, wie z. B. bei Multiple Sklerose.

CBD wirkt grundsätzlich entzündungshemmend und krampflösend. So ist es auch mit stark linderndem Effekt bei Asthma-Anfällen zu verwenden. Da bei jeder Entzündung auch viele freie Radikale entstehen, haben die antioxidativen

Eigenschaften der Handpflanze sehr brauchbare
Nebeneffekte.

CBD kann jede konventionelle Schmerztherapie
sinnvoll ergänzen bzw. unterstützen.

Besonders in der Naturmedizin hat der Einsatz von
Cannabis bei Schmerzen und Krämpfen eine sehr
lange Tradition.

Da CBD nicht psychoaktiv auf den Patienten wirkt,
kann man CBD-Produkte problemlos im Alltag bei
jeder Tätigkeit einnehmen. Obwohl CBD ähnlich
wirkt wie chemische Substanzen, ist es aber

natürlich.

Das ist sein großer Vorteil. Dabei unterdrückt es die Bildung entzündungsfördernder Gewebshormone.

So hat CBD ganz im Gegensatz zu den bekannten Schmerzmitteln, wie z. B. Ibuprofen und Diclofenac, keine negativen Auswirkungen auf den Magen-Darm-Trakt oder auch die Nieren.

Nehmen sie CBD ein, reduzieren sie gleichzeitig den Bedarf an herkömmlichen Arzneimitteln, wodurch auch die Liste der Nebenwirkungen auf ihren Körper drastisch verkürzt wird.

Hat CBD Nebenwirkungen?

Natürlich ist CBD nicht frei von Nebenwirkungen. Doch fallen diese je nach Person unterschiedlich stark aus. Manche Menschen verspüren keinerlei Nebenwirkungen.

Vergleicht man CBD mit dem illegalen und psychedelisch wirkenden Inhaltsstoff THC ist es „relativ" arm an Nebenwirkungen. Studien haben ergeben, dass es Menschen gibt, die nach der Einnahme von CBD über Benommenheit und Müdigkeit klagen. Weitere Nebenwirkungen können mehr oder weniger starke Appetitlosigkeit und Gewichtsveränderungen sein. So kann man entweder zu oder abnehmen. Auch sind Fälle von Durchfall bekannt geworden.

Da CBD in sehr hohen Dosierungen eingesetzt werden kann, kommt es durch die hemmenden Effekte auf die Enzyme CYP2C19 und CYP2D6 manchmal zu einem verlangsamten Abbau von eingenommenen Arzneimitteln. Das wiederum bedeutet, dass die Wirkung von anderen chemischen Medikamenten im Körper gesteigert werden kann.

Langfristige Nebenwirkungen sind bisher nicht bekannt.

Wie sollte man CBD lagern?

Es gibt einige Dinge, die man bei der Lagerung und Verwendung von CBD-Produkten beachten sollte.

Im Allgemeinen sollte man schon beim Kauf darauf achten, dass der Hersteller auch die richtige Verpackung gewählt hat. Meistens wird CBD Öl z. B. in verdunkelten Lichtschutz-Fläschchen angeboten, die man einfach handhaben kann. Dennoch aber sollte man das Öl nicht gedankenlos am Fenster aufbewahren.

CBD Öle enthalten eine ganze Palette an natürlichen Wirkstoffen, was bedeutet, dass diese Wirkstoffe auch auf natürliche Weise abgebaut werden. Das geschieht, egal, wo und wie man es zuhause lagern mag. Dagegen können sie nichts tun. Sie können den Abbauprozess der Inhaltsstoffe verlangsamen, z. B. indem sie das Produkt an einem kühlen und dunklen Ort aufbewahren. Der Kühlschrank ist dabei wahrscheinlich die beste Wahl. Aber auch eine Speisekammer, sofern vorhanden, ist geeignet. Auf alle Fälle sollten sie darauf achten, dass die Fläschchen keiner direkten Sonneneinstrahlung ausgesetzt sind.

CBD und andere natürliche Wirkstoffe werden vor allem unter dem Einfluss von Licht, Luft und Wärme abgebaut. Durch Licht- und Wärmeeinwirkung sind besonders die ungesättigten Fettsäuren im CBD negativ betroffen. Bei starker Hitze oxidiert CBD sogar. Luft ist sogar noch ein größerer Feind für CBD als Licht und Wärme.

Setzt man sein CBD Öl unangemessenerweise der Luft aus, kommt es schon schnell zu Zersetzungsprozessen.

Wenn sie den Einfluss dieser drei Komponenten verhindern können, verhindern sie diese negativen

Effekte auf das CBD und langsamen den Abbau der Wirkstoffe. Oftmals werden Öle schon während ihrer Herstellung in braune Fläschchen abgefüllt. Das soll verhindern, dass Licht an das Öl gelangen kann.

Wenn das Fläschchen einen Schraubverschluss hat, achten sie darauf, dass dieser immer luftdicht geschlossen ist. Wenn sie CBD Öl verwenden, sollten sie die Fläschchen nach der Anwendung so schnell wie möglich wieder verschließen. Die Fläschchen niemals offen herumstehen lassen.

Auch der Geschmack der Wirkstoffe verändert sich mit der Zeit, d.h. er wird immer „schwächer". Wer das Öl anbricht, sollte es schnell aufbrauchen, d. h. etwa zwischen 1-3 Monaten.

Auch sollte man nie auf Vorrat kaufen, sondern die Produkte immer wieder „frisch" nachbestellen.

Wenn man auf die richtige Lagerung achtet, die Fläschchen nach Gebrauch immer wieder richtig verschließt, kann die durchschnittliche Haltbarkeitsdauer von CBD Ölen etwa bis zwei Jahre betragen.

Kontakt: Jurij Statjow/ Linprunstrasse 33/ 80335 München
Covergestaltung: Hannah Langenbrandt   Coverfoto:
www.depositfotos.com

www.ingramcontent.com/pod-product-compliance
Lightning Source LLC
Chambersburg PA
CBHW060430290526
45791CB00002B/920